Como adelgazar sin Dieta

mi secreto para lograr este cuerpo

Anne Bauer

NEW EDITION

Copyright © 2015 Anne Bauer

ISBN-10: 1512304409
ISBN-13: 978-1512304404

Advertencia

Este libro no substituye a una consulta médica. La información contenida en este libro está pensada para proveer información práctica y útil sobre los themas y no deberá ser utilizada para diagnosticar o tratar alguna condición médica. El autor no se hace responsible por problemas de salud o alergias, así como de daños o consecuencias negativas de un tratamiento, una acción, aplicación o preparación, de cualquier persona que lea este libro. Todas las referencias que se citan son sólo con fin de información y no son patrocinio. Los lectores deben estar conscientes de que los sitios web que figuran en este libro pueden cambiar y el autor no es responsible de la información que proporcionen. Si necesitas más información: **www.4thebetteryou.wordpress.com**.

DEDICACIÓN

Este libro está dedicado a mi familia — las personas más importante de mi vida — que me ayudaron a llegar a ser la persona que soy y que siempre me han apoyado incondicionalmente.

¡Muchas Gracias!

ÍNDICE

INTRODUCCIÓN

SÍ, es la foto de mi cuerpo en la portada del libro – bueno, una parte de él – y NO, la imagen no está retocada.

¿Qué pasaría si te dijera que no siempre he sido de esta manera? ¿Si te confesara que en algún momento en mi vida, tenía unos 20kg de más y sólo una vaga idea de cómo se vieron en algún momento mis abdominales?

Estoy segura de que algunos de ustedes piensan que debo haber hecho una dieta rigurosa, en combinación con una severa rutina de ejercicios con el fin de conseguir este cuerpo. Bueno, ¡no he hecho nada de eso! yo, ante todo, no creo en las dietas[1] para adelgazar porque no creo que sean una forma saludable para un cambio duradero.

Tal vez podrías corregirme diciéndome ¿Cuántas de las dietas que has hecho han funcionado a largo plazo?

He pensado mucho en ello, pero creo que puedo decirte sinceramente que no conozco una sola persona que haya podido conseguir y mantener el cuerpo deseado con una dieta. Los que han logrado perder peso con una dieta, han bajado mucho de peso al inicio (en las primeras 2 - 3 semanas), pero luego su peso generalmente se estabiliza y después de terminar la dieta llega el efecto conocido por todos como "rebote". Todos comenzaron altamente motivados pero terminaron frustrados y desesperados. Algunos de ellos, amigos o conocidos, han venido a preguntarme cómo puedo mantener mi figura y quieren saber qué dieta hago y con qué frecuencia voy al gimnasio para lograrlo. Por lo general se sorprenden tanto como tú cuando les digo que no hago ninguna dieta ni voy al gimnasio, y que en realidad necesito comer más y frecuentemente para lograr este cuerpo. Cuando lo oyen, empiezan a bombardearme con preguntas y generalmente terminamos teniendo varias largas conversaciones durante las cuales me he dado cuenta que

---

[1] Una dieta; como a la que hace referencia en este libro, se refiere a un regimen que puede forzar al cuerpo a inanición sea por una muy baja ingesta de calorías o por un ejercicio exagerado.

nadie podía recordar y procesar toda esta información en tan poco tiempo. Por lo que decidí escribir este libro.

Como yo no soy una fan de la gente que te dice lo que debes hacer sin explicar la razón, decidí darte el "por qué" en forma de una breve explicación teórica. Este libro te dará una idea de los 101 puntos de la nutrición. La segunda parte consta de consejos prácticos y trucos que te muestran cómo obtener el cuerpo que deseas con una alimentación sana y algo de ejercicio.

¡Espero que disfrutes la lectura!

AGUA – NUESTRO ELIXIR ESENCIAL

Nuestro cuerpo está formado del 55% al 78% de agua (dependiendo de la altura). El elixir esencial es uno de los componentes en las membranas de nuestras células, lo necesitamos como disolvente para regular la temperatura y es necesario para casi todas las reacciones bioquímicas en nuestro cuerpo. La importancia esencial del agua se explica por sí misma si se tiene en cuenta que sólo podemos sobrevivir sin ella un par de días.

¿Cuánta agua deberíamos beber al día? ¿Podría ser peligroso si bebemos demasiado?

Normalmente escuchas y lees que debes beber tanta agua como sea posible durante el día - pero como mínimo de 1.5 a 2 litros. Se supone que un alto consumo de agua es bueno para la purificación y desintoxicación de nuestro cuerpo. Pero por lo general, se mantiene en secreto que el exceso de agua (más de 6 litros por día sin calor extremo o actividad deportiva) también podría ser perjudicial para nosotros. ¿Por qué? Debido a que un consumo de agua en exceso no sólo puede desintoxicar nuestro cuerpo, sino depura también minerales vitales y electrolitos. Y en el peor de los casos puede llevar a intoxicación por agua[2] o hiponatremia dilucional.[3] La investigación muestra que esta condición médica es especialmente peligrosa para corredores inexpertos. Hasta el 13% de los corredores de maratón tiene signos de hiponatremia durante o después del maratón. Se dice que el problema de salud es causado por el consumo inmoderado de agua y no por la pérdida de sodio debido al sudor.

Mientras algunas investigaciones muestran que beber demasiada agua puede ser peligroso y perjudicial para nuestro cuerpo, no hay ninguna investigación independiente que demuestre los beneficios de un alta ingesta de agua. Entonces ¿Por qué debemos beber más de lo que nuestro cuerpo necesita - beber más de lo que demanda el cuerpo a través de la sed? Ahora, algunos de ustedes podrán

---

[2] Intoxicación por agua: es una patología fatal que afecta las funciones cerebrales debido a sobre-hidratación.
[3] Hiponatremia dilucional: el balance de electrolitos en el cuerpo sale de los límites porque la concentración de sodio en el plasma sanguíneo está por debajo de lo normal, lo que puede causar: nausea, dolor de cabeza, confusión, espasmos, calambres y hasta estado de coma.

preguntarse si no es demasiado tarde beber cuando ya se tiene sed. Puedo calmarte diciendo que tenemos sed mucho antes de ponernos en peligro de deshidratación. No estás en agonía mortal tan pronto como tengas sed. Por lo tanto, no es un problema si no bebes antes de tener sed. En realidad, es exactamente al revés. Debemos escuchar a nuestro cuerpo y beber cuando tenemos sed.

La toma de agua en el ser humano depende de muchos factores (nutrición, clima, actividad, entre otros) y por lo tanto es diferente de manera individual y no tiene ningún sentido ofrecerte un valor promedio para tu consumo diario de agua. Sin embargo, para todos aquellos que no solamente quieren depender de su sed, aquí hay algunos datos como referencia. Perdemos diariamente 2.5 litros de agua a través de nuestro metabolismo y transpiración. Por lo tanto, esta agua debe ser repuesta durante el día a través de nuestra nutrición. La palabra clave aquí es "nutrición" que incluye beber y comer.

Porque nuestro cuerpo recibe agua directamente del beber, así como indirectamente absorbiéndola de nuestros alimentos. Si ahora estás pensando en la cantidad de agua que el cuerpo absorbe de los alimentos, entonces básicamente regresamos al punto de partida porque por supuesto difiere de un individuo a otro y depende en gran medida de la nutrición en particular. Pero para estar seguros, puedes asumir que el cuerpo absorbe al menos 1 litro de agua por el consumo de alimentos. Teniendo en cuenta esto, debes beber 1.5 litros con el fin de reponer la cantidad de agua que tu cuerpo pierde durante el día. Necesito recordarte que no hemos incluido ningún tipo de actividad, las particularidades del clima u otros factores en nuestro juego aritmético. Todos esos factores por supuesto cambian la cantidad de agua que el cuerpo pierde y por lo tanto también influyen en la cantidad de agua que necesita reponer durante el día. Para hablar de uno de los factores, se dice que durante la práctica deportiva el cuerpo pierde, en general, de 0.4 a 0.8 litros de líquido por hora y de nuevo esto depende de muchos más factores, como la intensidad del ejercicio, el nivel de condición física y así sucesivamente.

Estoy segura de que a estas alturas está claro que no hay posibilidad de calcular correctamente la cantidad de agua que necesitas reponer y que tampoco es necesario hacerlo si simplemente aprendes a escuchar a tu cuerpo y a tu sed. Incluso los especialistas en medicina del deporte recomiendan escuchar a tu necesidad individual de líquido, especialmente durante la actividad física. Esto demuestra mi punto inicial. ¡Confía en tu cuerpo y escúchalo! ¡Bebe cuando tengas sed!

¿Qué tipo de líquido es la mejor opción para volver a llenar tus tanques de agua?

Es recomendable que rellenes tus tanques con un líquido tan natural y tan parecido al cuerpo como sea posible. Esto significa que, debido al hecho de que nuestros cuerpos lamentablemente no tienen jugo, vino o café, pero solo H2O, este debería ser también el principal compuesto en nuestra ingesta de líquidos; especialmente si quieres quitarte la sed. Esto no quiere decir que no debes beber otra cosa más que agua. Pero debes estar consciente del hecho de que realmente es H2O lo que tu cuerpo pierde durante el día y, por lo tanto, el único líquido que puedes reponer sin añadir energía extra es H2O. Todos los demás líquidos no son tan bajos en energía como el agua y añaden extras. Otros líquidos como el alcohol no son realmente buenos substitutos del agua, ya que incluso aumentan la pérdida de agua. Así que, si simplemente quieres rellenar tus tanques sin añadir trabajo extra para tu cuerpo para digerir, filtrar o reaccionar de cualquier manera con el líquido, entonces tu primera opción debe ser agua natural.

PROTEÍNAS – BLOQUES CRUCIALES DE CONSTRUCCIÓN

En el capítulo anterior aprendimos que nuestro cuerpo se compone principalmente de agua y que no podemos sobrevivir por un período muy largo sin este elixir esencial. La proteína es, así como el agua, otro de los componentes esenciales de nuestro cuerpo. Consistimos entre un 15% y un 20% de proteínas y no podemos sobrevivir sin un suministro continuo de ellas. Es la sustancia nutritiva más importante en nuestra alimentación. Las proteínas son el material de construcción para nuestros músculos, huesos y dientes. Como enzimas y hormonas participan en todos los procesos esenciales de nuestro metabolismo. Forman los anticuerpos para la defensa inmunitaria y son necesarias para la coagulación de la sangre. La hemoglobina es por ejemplo, una proteína de transporte esencial para nuestra supervivencia ya que transporta el oxígeno en nuestra sangre. La ferritina se necesita ya que almacena el hierro. Y podría seguir adelante, pero supongo que ya entendiste el punto.

¿Cuánta proteína debes consumir diariamente para alimentar a tu cuerpo?

La Sociedad Alemana de Nutrición (DGE) recomienda una ingesta diaria de proteína de 0.8g por kg de peso corporal. Este consejo en realidad sólo cubre la ingesta diaria mínima que definitivamente debes tener para evitar un desabastecimiento crítico. Con esta ingesta tu cuerpo puede apenas sobrevivir. Si se sigue la recomendación de la industria del deporte y el fitness entonces la recomendación es alrededor de 3 - 4g por kg de peso corporal. En el mejor de los casos, por supuesto, utilizarías un licuado de proteínas. No soy fan de los licuados de proteínas y tampoco soy fan de las recomendaciones que no dan ninguna explicación o pruebas que la sostengan. Por lo tanto, hice una investigación y encontré muchos estudios que muestran que ambas recomendaciones se pueden ignorar sin ningún problema. Me imaginé que, al igual que con el consumo de agua, la ingesta de proteínas es muy individual y depende altamente de tus retos diarios, así como de tus necesidades personales y tu ambición. Si tu estás, por ejemplo, bajo una gran cantidad de estrés, luchando contra un resfriado, haciendo un trabajo físicamente exigente o quieres perder peso, entonces tu ingesta de proteínas debería ser más bien un punto intermedio entre 1 y 1.7g por kg de peso corporal.

¿Se puede comer demasiada proteína?

Bueno, nada en exceso es bueno para el cuerpo, por lo que vale la pena saber que un subproducto de la digestión de las proteínas es el amoníaco que debe ser convertido en urea por los riñones. Teóricamente una alta concentración de urea podría causar problemas al sobrecargar los riñones. Las personas que ya tienen problemas con su función renal o que tienen enfermedad hepática o renal en su familia, deberían mantener su ingesta de proteínas a 0.8g por kg de peso corporal. Sin embargo, hasta el momento, los estudios demuestran que una alta ingesta diaria de proteínas de hasta 2g por kg de peso corporal no causa problemas en riñones sanos.

¿Cuál es el beneficio de una mayor ingesta de proteínas?

En primer lugar, "mayor" toma como referencia la ingesta de proteínas de 0.8g por kg de peso corporal recomendado por la Sociedad Alemana de Nutrición; la cantidad demostrada como nuestra mínima ingesta diaria de proteínas. Ahora, ¿por qué puede ser benéfico buscar un mayor consumo, especialmente si quieres bajar de peso sin dañar tu cuerpo? Uno de los puntos más importantes es que, para la digestión de las proteínas, tu cuerpo necesita casi el doble de energía de que la que necesita para digerir los carbohidratos y las grasas. ¿Sabías eso? Esto significa que tu cuerpo está trabajando cerca de un 50% más duro para digerir las proteínas. Por lo tanto, sólo por el aumento de la proporción de proteínas en tu nutrición, tu cuerpo necesita de forma automática quemar más calorías durante el día. Otro punto importante es que la proteína es un componente esencial de tus músculos. Los músculos son tu quemador de grasa número uno. Por lo tanto, es crucial al menos para mantener todos tus músculos.

Difícil de creer, pero encontré algunos estudios en el Journal of Nutrition[4] que prueban los dos puntos anteriores. En uno de los estudios se tenían dos grupos de personas dispuestas a bajar de peso. Un grupo tuvo la ingesta diaria de proteínas mínima de 0.8g por kg de peso corporal y el grupo de control tenía 1.6g por kg de peso corporal. Ambos grupos hicieron exactamente el mismo programa de ejercicios en exactamente el mismo plazo de 16 semanas. Ambos grupos tuvieron éxito en la pérdida de grasa. Los grupos con 0.8g perdieron 5.4kg de grasa pura y 1kg de masa muscular. El grupo con la ingesta doble de proteína perdió 9.5kg de grasa con casi ninguna pérdida de masa muscular (0.4kg). Esto demuestra

---

[4] Si quieres saber más, busca en el Journal of Nutrition el artículo "Dietary Protein and Exercise have Additive Effects on Body Composition during Weight Loss in Adult Women".

que una mayor ingesta de proteínas es doblemente beneficiosa para ti. En primer lugar, reduce al mínimo el riesgo de pérdida de masa muscular y, por lo tanto, la pérdida de tu principal quemador de grasa y en segundo lugar, ayudando a perder mucho más (casi un 50% más) de grasa que se pierde con la ingesta mínima de proteínas.

La proteína no es igual a la proteína

No todas las proteínas son iguales. O más bien, no todas las proteínas contiene las mismas sustancias y, por lo tanto, nuestro cuerpo no puede usar todas las proteínas de igual manera. Pero sin querer explicar la composición exacta de las proteínas[5] y evitando convertir las siguientes líneas en una conferencia aburrida de biología, voy a mantener mi atención en los hechos importantes. Dado que ya sabemos que consistimos de proteínas debe ser bastante lógico que nuestro cuerpo utilice la proteína que absorbe a través de los alimentos y la transforma en su propia proteína. Esta incorporación funciona con algunas proteínas mejor que con otras. Especialmente las proteínas estructuralmente muy similares a las proteínas de nuestro cuerpo pueden ser utilizadas de manera muy eficiente. Por lo tanto, el nutricionista alemán Karl Thomas desarrolló el concepto de valor biológico (BV). Se supone (teniendo en cuenta el conocimiento en aquel tiempo) que la proteína de

---

[5] Si quieres leer más información, busca en google "The Human Protein Atlas"

huevo es la proteína más fácilmente utilizable o más eficiente para el cuerpo humano y por lo tanto obtiene el BV de 100. Si una proteína se puede utilizar incluso mejor que el huevo obtendría un BV por encima de 100 y las proteínas que se utilizan menos eficazmente reciben un BV menor a 100. Cuanto mayor sea el valor biológico de una proteína menor es la cantidad que la persona debe comer.

¿Cómo nos ayuda esto si no queremos hacer la prueba de cómo nuestro cuerpo absorbe ciertas proteínas?[6] A pesar de que el BV de proteínas varía de persona a persona todavía nos da una idea general sobre cuál fuente de proteína puede ser más fácil de utilizar y cuál más difícil y por lo tanto, puede influir en la ingesta de alimentos, especialmente teniendo en cuenta la cantidad que debes o puedes comer.

Tipo de Proteína	Valor Biológico
Proteína del suero	104
Huevo	100
Atún	92
Res	92
Leche	88

---

[6] Si quieres saber más sobre BV y la ingesta de proteínas, te recomiendo un artículo de Jay R. Hoffman y Michael J.Falvo's 'PROTEIN – WHICH IS BEST?' en el *Journal of Sports Science and Medicine* (2004).

Queso (Edamer)	84
Caseína	77
Harina de centeno	76 - 83
Proteína de soya	74
Frijoles	72
Legumbres	30

CARBOHIDRATOS – FUENTE DE ENERGÍA NÚMERO UNO

Mientras que las proteínas y las grasas son los principales bloques de construcción de nuestro cuerpo, los carbohidratos son más importantes como fuente de energía. La mayor parte de los carbohidratos absorbidos se queman como energía. Nuestro cuerpo sólo puede almacenar escasamente un kilo en forma de glucógeno, que a su vez sólo cubre la demanda de energía que se necesita para un par de días.

Los carbohidratos son grandes moléculas que constan de átomos de carbono, hidrógeno y oxígeno. Un sinónimo de carbohidratos, que determina su longitud, es la palabra sacáridos. Los carbohidratos o sacáridos pueden ser desde monosacáridos cortos[7] hasta polisacáridos largos.[8] Para la generación de energía no es importante si los carbohidratos son monosacáridos, disacáridos o polisacáridos de cadena larga.

Sin embargo, hay desventajas si consumimos carbohidratos principalmente en forma de monosacáridos o comúnmente llamadas azúcares. Una de las desventajas de los azúcares es que se descomponen en la boca y se convierten en acidez, que puede causar caries. Aparte de esto la absorción de monosacáridos causa una rápida subida de glucosa en la sangre (azúcar en la sangre). Puesto que nuestro cuerpo tiene como objetivo mantener el nivel de azúcar en la sangre equilibrada, nuestro cuerpo vierte insulina causando que las células absorban más glucosa con el fin de bajar el nivel de azúcar en la sangre. Pero si esta cantidad de glucosa no se puede usar en las células, se convierte en glucógeno; si el almacén de glucógeno en los músculos y el hígado se llena, entonces nuestro cuerpo metaboliza el azúcar (lo transforma en grasa) y lo almacena. Este es un resultado que realmente deseas evitar si estás pensando en perder grasa. Otra consecuencia de la rápida subida de azúcar en la

---

[7] Monosacárido: (del griego *monos*= solo, *sacchar*=azúcar) es la forma más simple y pequeña de carbohidrato.

[8] Polisacáridos: (del griego *polus* muchos; *sacchar* = azúcar) son largas cadenas de unidades de monosacáridos unidas a las grandes moléculas de carbohidratos.

sangre (pico) es que después también causa una disminución rápida del nivel de azúcar y provoca la sensación de hambre. Esa es la razón por la que los monosacáridos o azúcares no son satisfactorios como una comida y esto también explica por qué no dejas de comer los ositos de goma o chocolates hasta que la bolsa de ositos de goma o una caja de chocolate está vacía.

¿Qué pasa con los substitutos de azúcar?

Puedes pensar entonces que es mejor substituir los monosacáridos con edulcorante artificial, pero esto puede no ser la mejor idea. Debido a pruebas con animales, sabemos que el sabor dulce de los alimentos hace que las células del cuerpo se adapten y preparen para la absorción de los monosacáridos esperados y por lo tanto la glucosa. Pero si el azúcar extra que se espera no llega a la sangre, debido a que el edulcorante artificial no contiene glucosa, las células absorben de manera ansiosa la pequeña proporción de glucosa que circula en la sangre, cuyo propósito real era mantener el nivel de azúcar equilibrado. Para no hacer el cuento largo, nuestra azúcar en sangre disminuye rápidamente lo que provoca hambre. Para satisfacer esta hambre del organismo, se consumen más alimentos. Este conocimiento se utiliza para engordar a los animales. La comida para los animales que deben aumentar de peso muy rápido contiene edulcorante artificial. En consecuencia, tal vez no sea la mejor idea cambiar monosacáridos o glucosa por edulcorante artificial.

Nuestro cerebro utiliza 60% de la glucosa en la sangre diariamente y consume exclusivamente glucosa. No puedes engañar al cerebro con cualquier otro edulcorante artificial. Si el cerebro no recibe su cuota diaria de glucosa te "manipula" para comer más a través de causar hambre o utiliza la glucosa almacenada en las células del hígado. De cualquier manera nuestro cerebro protegerá sus necesidades por cualquier medio necesario, incluso a costa de los demás órganos. Eso no significa que necesitas empezar a comer una gran cantidad de azúcar (monosacáridos) porque esto podría satisfacer a tu cerebro, si lo haces, puedes causar otros efectos secundarios como se describió anteriormente. Pero definitivamente tienes necesidad de proporcionar a tu cuerpo y especialmente a tu cerebro, la glucosa y por lo tanto nunca debes dejar de comer hidratos de carbono como algunas dietas sugieren. Dado que todos los carbohidratos contienen glucosa debes optar por los polisacáridos de cadena larga. Con la ingesta de polisacáridos de cadena larga el cuerpo y el cerebro seguirán recibiendo su dosis de glucosa, pero nuestro cuerpo necesita más tiempo para romper las moléculas grandes de los polisacáridos y la glucosa se descarga más lentamente en la sangre. En este caso, no sufres una rápida subida de azúcar en la sangre y tampoco sufres una disminución rápida de azúcar (recuerda que las subidas y bajadas abruptas de azúcar en la sangre causan aún más hambre). Así que terminas con una situación de ganar-ganar porque tu cerebro recibe lo que necesita desesperadamente, pero al mismo tiempo tu cuerpo también tiene que trabajar para ello dentro de la digestión y esto por supuesto significa que la energía se quema.

Carbohidratos especiales que hacen que tu cuerpo trabaje aún más duro son fibras dietéticas. Estos carbohidratos indigeribles de cadena larga incrementan tu volumen de alimento y por lo tanto también aumentan tu motilidad intestinal. Las fibras hacen más lento el vaciado del estómago y retrasan la absorción de la glucosa, reduciendo la variación en los niveles de azúcar en sangre. A estas alturas todos sabemos lo increíblemente útil que esta podría ser. Además, otro efecto de la fibra dietética es bajar el colesterol total y LDL.[9] La importancia de esto se explicará más adelante Por ahora sólo debes creerme, esto es una gran ventaja. Todos esos carbohidratos no digeribles tienen muchos efectos positivos, pero los dos más importantes para alguien que quiere perder grasa son:

1. Proporcionan una sensación de saciedad, lo que reduce el apetito sin aumentar el contenido calórico.

2. Hacen trabajar a tu cuerpo y por lo tanto incrementan tu consumo de energía (quemas grasa).

---

[9] LDL: Low Density Lipoprotein: ensamblaje bioquímico que contiene proteínas y lípidos (grasas), que permiten el transporte de lípidos (grasas) en el torrente sanguíneo.

GRASAS – ALMACENES DE ENERGÍA VITAL

Las grasas son las reservas de energía más importantes de nuestro cuerpo y nos protegen como aislante del frío extremo. Además, son componentes de nuestras membranas celulares y hormonas, protegen nuestros órganos internos y nuestro sistema nervioso frente a golpes y funcionan como disolvente para sustancias liposolubles como las vitaminas solubles en grasa.

Grasas saturadas vs insaturadas

La grasa esta constituida por un glicerol[10] y ácidos grasos. Se pueden clasificar en grasas saturadas y no saturadas (insaturadas). Saturada significa que cada átomo de carbono de la cadena del ácido graso

---

[10] Glicerol: compuesto simple de azúcar-alcohol.

esta unido a tantos átomos de hidrógeno como le es posible - es decir 2 átomos de hidrógeno. Insaturado significa que al menos un átomo de carbono tiene un doble enlace a un átomo de carbono vecino y por lo tanto no tiene enlazados 2 átomos de hidrógeno, sólo tiene uno. Dependiendo de la cantidad de esos dobles enlaces dentro de la cadena de carbono se habla de grasas mono insaturadas (un enlace de carbono) o poliinsaturados (más de un enlace de carbono). Algunos de los ácidos grasos poliinsaturados, como los ácidos grasos omega-6 y omega-3 son llamados ácidos grasos esenciales. Nuestro cuerpo necesita estos ácidos grasos para construir las membranas celulares, pero no podemos sintetizarlos. Por lo tanto, debemos ingerirlos a través de nuestra comida. Un déficit de ácidos grasos esenciales puede producir alteraciones de la piel y pérdida de cabello.

Las grasas trans

Las grasas poliinsaturadas pueden tener el doble enlace con las dos partes de la cadena en el mismo lado o con partes de la cadena en los lados opuestos. Estos últimos se denominan comúnmente grasas trans. En la naturaleza las grasas trans son construidas en el tracto digestivo de los animales rumiantes y, por lo tanto, se pueden encontrar en los productos cárnicos y lácteos de estos animales.

En la industria de alimentos, las grasas trans se producen como subproductos cuando los aceites vegetales son hidrogenados para producir las grasas saturadas. Esta hidrogenación convierte los aceites vegetales líquidos comunes en grasas sólidas, resistentes al calor. Para la industria, estas grasas artificiales son deseables debido a la mayor vida útil de la grasa así como del producto que las contiene. Además de la creación de las grasas trans como producto secundario de hidrogenación, también pueden ser "accidentalmente" generadas cuando los aceites vegetales se calientan por un tiempo mayor al de su punto de "humo",[11] es decir, mientras se fríe o se asa.

Las grasas trans artificiales y sus efectos dañinos

Mientras las grasas trans naturales no son una amenaza para nuestra salud, la situación es diferente para las grasas trans producidas artificialmente. Numerosos estudios sugieren que las grasas trans pueden dañar nuestra salud significativamente al elevar los niveles de la lipoproteína de baja densidad (LDL) y reducir los niveles de la lipoproteína de alta densidad (HDL)[12] en la sangre. En última instancia causan inflamación de los vasos sanguíneos, que

---

[11] El punto de humo o smoke point describe la temperatura a la que un humo azulado se hace visible.

[12] LDL y HDL: estructuras que contienen proteínas y lípidos (grasas) y permiten el transporte de lípidos (grasas) en el torrente sanguíneo.

puede causar aterosclerosis.[13] Por lo tanto, las grasas trans triplican el riesgo de una enfermedad coronaria. El "New England Journal of Medicine" advierte que una dosis diaria de 5g es suficiente para aumentar el riesgo de sufrir una enfermedad cardiaca alrededor del 25%. En general 10g al día son considerados el límite para poner en peligro la salud. Las grasas trans son consideradas tan perjudiciales para nuestra salud que algunos países, como EE.UU., Suiza y Dinamarca han limitado el contenido de grasas trans en los alimentos. Por desgracia, esto no significa que las grasas trans están prohibidas por completo en nuestros alimentos procesados. Por lo tanto, debes tratar de evitarlas o al menos minimizar su ingesta leyendo las listas de ingredientes de alimentos procesados. Si encuentras las palabras "grasas trans", "aceites parcialmente hidrogenados" o "aceites endurecidos" en la lista de ingredientes, entonces tienes dos opciones: lo dejas y buscas si hay un producto similar sin esos ingredientes o lo tomas con la conciencia de mantener su consumo lo más bajo posible, lo cual no es un problema si se trata de un alimento que sólo comes de vez en cuando. Si es algo que comes todos los días, entonces es recomendable buscar un producto similar sin las grasas trans. Si no quieres revisar las etiquetas de los alimentos, pero quieres estar seguro, entonces sólo debes evitar totalmente cualquier comida frita

---

[13] Aterosclerosis: engrosamiento de la pared de la arteria debido a la acumulación de calcio y materiales grasos.

como donas, alimentos tales como pasteles, galletas y botanas como papas fritas, papas a la francesa, palomitas de maíz y así sucesivamente.

COLESTEROL – ¿BUENO O MALO?

El colesterol es un compuesto asociado a la grasa (está enlazado a la grasa, pero no es grasa) que se encuentra en todos los animales y los seres humanos. Es un componente estructural esencial en nuestras membranas celulares, hormonas y ácidos biliares que se necesitan para digerir las grasas. Por lo tanto, nuestro cuerpo produce 90% del colesterol por sí mismo. El colesterol es versado por el hígado a través de la vesícula biliar en el tracto digestivo, en donde es reabsorbido por la sangre y transportado de vuelta al hígado.

La cantidad de colesterol que absorbemos a través de la carne o de productos derivados de los animales es relativamente poca (1/10 - 1/5). La mayor parte del colesterol ingerido está esterificado y por lo tanto no es bien absorbido por nuestro cuerpo.

Además, nuestro cuerpo también compensa cualquier absorción de colesterol adicional mediante la reducción de su propia síntesis de colesterol. Por estas razones, la ingesta de colesterol a través de la nutrición de grasas animales tiene muy poco efecto sobre nuestra cantidad total de colesterol en la sangre, o ninguna en absoluto.

Entonces ¿por qué todo el mundo parece preocuparse por tener el colesterol demasiado alto o bajo, especialmente en combinación con nuestra nutrición?

Bueno, para responder primero necesito explicar brevemente cuál es el problema con el colesterol. El colesterol en la sangre es transportado por las lipo-proteínas divididas en lipoproteínas de baja densidad (LDL) y lipoproteínas de alta densidad (HDL) (nota de pie número 12, página 27). Las moléculas de LDL a menudo se llaman "colesterol malo", ya que pueden transportar sus moléculas de grasa a las paredes arteriales y esto puede conducir a arterosclerosis (nota de pie número 13, página 28) que puede llevar a hipertensión arterial y con el tiempo puede causar una enfermedad cardíaca. Las moléculas de HDL en contraste son llamadas "colesterol bueno", ya que pueden eliminar las grasas y el colesterol de las paredes arteriales. El etiquetado de colesterol malo y bueno se origina principalmente de la hipótesis de que un alto nivel de LDL y un nivel bajo de HDL provoca la aterosclerosis, que es la causa principal de ataques cardíacos. Hasta el día de hoy los científicos no están seguros si una gran cantidad de LDL y una baja cantidad de HDL en la sangre son indicación de, o el motivo, del inicio de una enfermedad. Por lo tanto, todavía no están seguros si se trata de un alto nivel de LDL y uno bajo de HDL que causan una enfermedad o si es una enfermedad no detectada al inicio lo que provoca el LDL alto y un bajo nivel de HDL. Sin embargo, están de acuerdo en que un alto LDL y HDL bajo son problemáticos para nuestra salud y se correlacionan con una mayor tasa de mortalidad.

¿Qué está afectando nuestro nivel de colesterol?

Las investigaciones muestran que el colesterol que una persona sana come no afecta el ciclo de colesterol en el cuerpo. Las "cosas" que tienen un efecto sobre nuestro ciclo de colesterol son las grasas trans creadas artificialmente. La correlación entre el aumento de la ingesta de grasas trans en los alimentos procesados desde la segunda mitad del siglo 20 y el aumento de enfermedades de la alta sociedad, como enfermedades coronarias y la obesidad no es una coincidencia. Numerosos estudios[14] demuestran que el consumo de grasas trans eleva el riesgo de

---

[14] Si estás interesado en leer más, entonces te recomiendo:
-Zaloga de, Harvey, de Stillwell, publicación de Siddiqui en *Nutrition in Clinical Practice Journal* Oct 2006) "Trans fatty acids and coronary heart disease"
- Anna Gosline "Why fast foods are bad, even in moderation" en NewScientist (Junio 2006)

enfermedades del corazón, así como de la obesidad. Las investigaciones[15] también muestran que otros riesgos de salud y enfermedades como Alzheimer, cáncer, diabetes, disfunción hepática, infertilidad en las mujeres, hasta un trastorno depresivo y la agresión están por lo menos asociados con las grasas trans, aunque no existe un consenso científico aún si el consume de grasas trans aumenta de manera significativa estas enfermedades. Claro, podemos ser escépticos respecto al riesgo en la salud que provocan las grasas trans artificiales. Pero es un hecho indiscutible que la ingesta de grasas trans artificiales no ofrece beneficios de salud para nosotros. Así que, ¿por qué comer algo del cual nuestro cuerpo no puede beneficiarse?

---

[15] Para mayor información buscar: "Dietary Fat and meat Intake in Relation to Risk of Type 2 Diabetes in Men" de van Dam, Willet,, Rimm, Stampfer y Hu; en *Diabetes Care* (marzo 2002)

LOS SUPLEMENTOS DIETÉTICOS – ADITIVOS ALIMENTARIOS

Algo del cual nuestro cuerpo puede beneficiarse son los suplementos dietéticos. Los suplementos dietéticos a los que me refiero aquí son las vitaminas y minerales. En primer lugar, es importante tener en cuenta que los suplementos dietéticos en forma de tabletas de vitaminas o minerales artificiales son generalmente innecesarios si tienes una nutrición equilibrada. No me malinterpretes - la ingesta de vitaminas y minerales es esencial para tu cuerpo, pero se puede cubrir la dosis diaria con una alimentación sana y no necesitas ningún producto extra.

VITAMINAS – COMPUESTOS ORGÁNICOS

Las vitaminas son compuestos orgánicos que nuestro cuerpo no puede sintetizar en cantidades suficientes y por lo tanto deben ser obtenidos a partir de nuestra nutrición. Las vitaminas pueden ser solubles en grasa o en agua. Tienen diversas funciones bioquímicas en nuestro cuerpo, que van desde funciones similares a las hormonas como reguladores del crecimiento de las células hasta ayudar a las enzimas en su trabajo como catalizadores. No voy a ser capaz de hablar de todas sus funciones aquí y tampoco es necesario ser un experto en vitaminas, sólo debes cubrir tu dosis diaria de vitaminas a través de tu alimentación. Por lo tanto, decidí presentar la siguiente lista para darte la información que necesitas para concentrarte en una alimentación rica en vitaminas.

Vitamina A

<u>Alimentos que la contienen:</u> mantequilla, zanahorias, yema de huevo, hígado, leche, naranja, calabaza, frutos maduros de color amarillo, leche de soya, espinacas, calabaza.

<u>Función:</u> mantener una buena visión y una piel, uñas y el pelo sanos.

Vitamina B1

<u>Alimentos que la contienen:</u> arroz integral, huevos, lentejas, hígado, harina de avena, carne de cerdo, papas, judías blancas, pan integral.

Vitamina B2

<u>Alimentos que la contienen:</u> productos lácteos, cereales, plátanos, las judías verdes, espárragos, muchas verduras y frutas.

Vitamina B3

<u>Alimentos que la contienen:</u> carne, pescado, huevos, muchas verduras, setas, nueces de árbol.

Vitamina B5

<u>Alimentos que la contienen:</u> carne, brócoli, aguacate.

Vitamina B6

<u>Alimentos que la contienen:</u> carne, verduras, frutos secos, plátanos.

Vitamina B7

<u>Alimentos que la contienen:</u> yema de huevo crudo, hígado, cacahuates, ciertos vegetales.

Vitamina B9

<u>Alimentos que la contienen:</u> pasta, pan, cereales, hígado.

Vitamina B12

<u>Alimentos que la contienen:</u> carne y otros productos de origen animal.

<u>Función</u> de las **Vitaminas B1, B2, B3, B5, B6, B7, B9, B12:** contribuir a la salud del sistema nervioso; ayuda a la formación de células rojas en la sangre; ayuda a descomponer el azúcar.

Vitamina C

<u>Alimentos que la contienen:</u> muchas frutas especialmente cítricos y bayas, patatas, col cruda, perejil, muchas verduras como el pimiento y el repollo, el hígado.

<u>Función:</u> mantener los huesos, dientes y vasos sanguíneos sanos; fortalecer el sistema de defensa del cuerpo.

Vitamina D

<u>Alimentos que la contienen:</u> mantequilla, pescado, huevos, leche, queso, hígado, champiñones, yema de huevo.

<u>Función:</u> mantener huesos y dientes sanos.

Vitamina E

<u>Alimentos que la contienen:</u> muchas frutas y verduras, frutos secos y semillas

<u>Función:</u> ayuda a prevenir la oxidación de las membranas celulares.

Vitamina K

<u>Alimentos que la contienen:</u> vegetales de hojas verdes como la espinaca, las yemas de huevo, el hígado.

<u>Función:</u> ayuda a la coagulación de la sangre.

LOS NUTRIENTES MINERALES – COMPUESTOS INORGÁNICOS

Los nutrientes minerales son compuestos inorgánicos que sirven como bloques de construcción para el tejido y también actúan como coenzimas[16] en muchas reacciones corporales. Nuestro cuerpo no puede sintetizarlos y por lo tanto tienen que ser proporcionados a través de la nutrición. La cantidad de minerales que el cuerpo necesita es muy variable y puede ser recibida con una nutrición balanceada. Los cinco nutrientes minerales[17] más importantes se muestran en la siguiente lista que también proporciona dónde se encuentran y la función que tienen en nuestro cuerpo.

---

[16] Las coenzimas son moléculas "helper", débilmente ligadas a una enzima ayudan en transformaciones bioquímicas.
[17] Para más información sobre vitaminas y minerales, visita la página "NHS Choices- Your health, your choice´s".

Sodio
<u>Alimentos que lo contienen:</u> sal de mesa, verduras del mar, huevo, leche, queso, jamón, espinaca.
<u>Función:</u> regula el equilibrio de agua y la presión arterial.

Calcio
<u>Alimentos que la contienen:</u> pescado, nueces, pan integral, espinacas, col verde, productos lácteos, huevos, vegetales de hojas verdes, semillas, tofu, tomillo, orégano, eneldo, canela.
<u>Función:</u> construcción de huesos, músculos y dientes; necesario para la coagulación de la sangre; la salud del corazón y del sistema digestivo.

Magnesio
<u>Alimentos que la contienen:</u> nueces, frijoles de soya, cacao en pasta, espinacas, acelgas, verduras del mar, tomates, papas, frijol, jengibre, comino, clavo de olor.
<u>Función:</u> formación de huesos y dientes; ayuda a la actividad del corazón.

Hierro
<u>Alimentos que la contienen:</u> carne roja, pescado (atún, salmón), cereales, huevos, espinacas, acelgas, el comino, perejil, lentejas, tofu, espárragos, verduras de hoja verde, soja, camarones, frijoles, tomates, aceitunas, frutos secos, cereales integrales pan, hígado.
<u>Función:</u> requerido para muchas proteínas y enzimas, en particular para la hemoglobina que ayuda en el

suministro de oxígeno.

Yodo

<u>Alimentos que la contienen:</u> sal marina, huevos, fresas, queso mozzarella, yogurt, leche, pescado, mariscos, repollo verde.

<u>Función:</u> requerido para la síntesis de la hormona tiroidea; para prevenir el bocio; antioxidante para las glándulas salivales, la mucosa gástrica y el sistema inmunológico.

CONSEJOS PRÁCTICOS

¡Vamos a ir al punto ahora! Yo no creo en proporcionarte un plan de nutrición explícita que te dice qué comer, cuándo y en qué cantidad. ¿Por qué? Porque simplemente creo que no es eficiente ni realizable para ti a largo plazo. Te mostraré brevemente por qué: supongamos que te doy recetas para un plan de nutrición para cada día durante los próximos 3 meses. Entonces, ¿Qué vas a hacer después de que el tiempo termina? ¿Comenzar desde el principio? ¿Cómo vas a adaptar el plan de acuerdo a tu progreso? Además, ¿Qué probabilidades hay de que puedo crear un plan que incluya todas las alergias alimentarias, intolerancias o preferencias sin ni siquiera conocerte? ¿Qué probabilidades hay de que puedo incluir tu estilo de vida personal, tu nivel de estrés diario, tus hábitos alimenticios o hasta el tiempo que tienes disponible para preparar una comida o hacer ejercicio sin conocerte? Creo que está claro por qué esto no puede funcionar.

Así que quitando el hecho de que no te puedo ofrecer un plan individual de nutrición eficaz y realizable ¿Qué puedo ofrecerte? Te ofrezco el conocimiento, las herramientas y consejos para que puedas crear tu propio plan individual.

PARA EMPEZAR – DE TU TASA METABÓLICA EN REPOSO A TU GASTO ENERGÉTICO DIARIO TOTAL

La tasa metabólica basal (TMB) o tasa metabólica en reposo (TMR) describe la tasa de gasto de energía de los seres humanos en reposo en un ambiente neutral templado. Por lo tanto, el TMR es la energía utilizada por nuestro cuerpo exclusivamente para el funcionamiento de nuestros órganos vitales. Hay grandes fórmulas que calculan el TMR, que incluyen la edad, peso, talla y sexo. Al final, si tomas en cuenta todos los datos necesarios, terminas con una fórmula compleja, pero su resultado aún es sólo un valor aproximado con una variación de hasta un 20% debido a factores genéticos. Por lo tanto, no sirve de nada perder el tiempo explicando aquí la extensa fórmula. Especialmente si puedes encontrar muchas páginas web gratuitas[18] que ofrecen el servicio de calcular tu TMR. Por lo tanto, deja que ellos hagan los cálculos por ti. Para los que prefieren calcular el TMR por su cuenta, sin confiar en los cálculos de una página web, voy a convertir la fórmula compleja en una simple. De acuerdo con diferentes libros de texto de biología y fisiología[19] podemos asumir que el multiplicador TMR para los hombres es de aproximadamente 4.2kJ por kg de peso corporal por hora. Dado que las mujeres tienen una mayor tasa de grasa y un músculo inferior que los hombres, se puede calcular con un multiplicador TMR de aproximadamente 3.8kJ por kg de peso corporal por hora. Con esos dos multiplicadores ahora es realmente muy fácil de calcular el valor diario aproximado TMR.

La fórmula es la siguiente:

peso en kg x 24 horas x el multiplicador de género = TMR por 24 horas

para un hombre esto equivale a:

80kg x 24h x 4.2kJ / kg (multiplicador masculino) = 8,064kJ por 24 horas

---

[18] Puedes encontrar las páginas web en Google:
- Calcula tu TMB y consumo calórico diario | Tener Abdomen
- Tasa Metabólica Basal (TMB)
- Calculadora de la Tasa Metabolica Basal - No solo nutricion
[19] Por ejemplo el libro de Christian y Astrid Hicks "Mediscript Kurzlehrbuch Physiologie" (2013).

para una mujer esto podría significar:

60kg x 24h x 3.8kJ / kg (multiplicador femenino) = 5,472kJ por 24 horas

Dado que muchas personas prefieren kcal como unidad de medida y una de las páginas web proporcionadas (nota 18, página 48) calcula el TMR en kcal, me gustaría añadir esta conversión:

1kcal = 4.1868kJ

1kJ = 0.2388kcal

Para algunos de ustedes que no quieran hacer estas operaciones, pueden revisar una página web[20] para la conversión.

Ahora tal vez te preguntarás por qué debes preocuparte por tu TMR. Bueno, si no quieres cambiar tu cuerpo y estás totalmente satisfecho contigo mismo, entonces realmente no tienes que preocuparte en absoluto. Puedes seguir haciendo lo que haces, ya que estás trabajando para ti mismo. Pero si quieres perder un poco de grasa y/o ganar un poco de músculo, entonces necesitas tu TMR porque es la base de los cálculos y del cambio por venir. Sin tu TMR simplemente será mucho más duro alcanzar tus metas, es como si estuvieras construyendo tu casa perfecta sin fijar la piedra angular.

---

[20] para encontrar la página web busca en google:
- Convertir Energía, kJ - Convertworld

¿Solo el TMR es suficiente?

Al entender la importancia del TMR es posible que dudes que el conocimiento de tu TMR por si solo te ayudará, ya que sólo calcula la energía que tu cuerpo necesita durante el sueño, sin actividad. Y esas dudas están justificadas. Sólo el TMR no es suficiente, ya que supongo que no duermes 24 horas al día. Por lo tanto, también necesitamos tu gasto energético diario total GEDT - toda la energía de tus necesidades, las quemadas por el cuerpo tan pronto como se levanta de la cama, o más bien, tan pronto como ya no está durmiendo. Por supuesto, este nivel de mantenimiento depende en gran medida de tu rutina diaria. Si estás conduciendo al trabajo todos los días, tomas el ascensor en tu oficina donde estás sentado sobre todo en frente de la computadora, entonces tu nivel de mantenimiento variará significativamente con respecto a uno que tendrías si fueras al trabajo en bicicleta, subieras las escaleras hasta el quinto piso, donde principalmente caminas a través de los pasillos. No significa que ninguna de esas 2 posibilidades sea algo malo. Simplemente significa que el gasto diario de energía será menor si tu rutina diaria es similar al primer ejemplo. Con el fin de calcular tu nivel de mantenimiento puedes calcularlo por ti mismo utilizando la tabla[21] y el siguiente ejemplo.

---

[21] Si quieres leer un poco más, puedes ir a la página de Kansas State University y buscar el artículo "Physical Activity and Controlling Weight".

Actividades	Ejemplos	Multiplicador
TMR	dormir	1.0
Sedentario	poco o nada de ejercicio; trabajo de oficina	1.2
Actividad ligera	ejercicio ligero; deportes 1 - 3 veces / semana	1.375
Actividad moderada	deporte 3-5 veces / semana	1.55
Actividad alta	ejercicio intenso todos los días (6-7 veces / semana)	1.725
Actividad extrema	ejercicio duro y trabajo físico; 2 o más veces por día	1.9

Ejemplo:

El GEDT se calcula multiplicando el TMR por el multiplicador según la actividad de la tabla.

TMR x Multiplicador = GEDT

Tomemos los dos TMRs ya calculados anteriormente. Nuestro hombre de 80kg tiene un metabolismo en reposo diario de 8,064kJ. Si él tuviera un trabajo físico duro y hiciera ejercicio todos los días, su GEDT sería:

TMR x multiplicador de actividad extrema = GEDT
8,064kJ x 1.9 = 15,321.6kJ ≈ 3,659.5kcal

Nuestra mujer con 60kg tiene un metabolismo en reposo diario de5,472kJ. Si hace deporte 3 veces a la semana, su GEDT sería:

TMR x multiplicador actividad ligera = GEDT
5,472kJ x 1.375 = 7,524kJ ≈ 1,797kcal

Con esas dos fórmulas básicamente tienes todo lo que necesitas para calcular tu consumo diario de energía y por lo tanto también tu balance. Además, puedes calcular cómo tu consumo de energía variará en función de tu actividad diaria, por lo que puedes adaptar tu consumo diario de energía de acuerdo a tus metas.

PASO 1 – ENFRENTAR LA VERDAD

Tal vez sea el paso más doloroso pero es indispensable. Necesitas saber tu peso. Lo necesitarás para calcular tu tasa metabólica basal, así como tu gasto energético diario total. Necesitas ambos valores para calcular la cantidad de energía que tu cuerpo necesita durante el día y establecer el consumo de energía a través de los alimentos. En caso de que tengas una balanza que también pueda medir la grasa corporal es aún mejor. Si "sólo" tienes una balanza normal, ¡no te asustes! La balanza normal es más que suficiente ya que sólo necesitamos tu peso total para los cálculos.

Además de esto, me gustaría que midieras la circunferencia de tu cadera, tu cintura, tu muslo y la parte superior del brazo. Escribe todos los números de manera que no sea necesario memorizarlos (puedes usar la evaluación que está al final del libro, página 86). Vas a utilizar esos números de vez en cuando durante tu viaje con el fin de medir realmente tu progreso.

Ahora que tienes todos los números, por favor ponte de pie frente a un espejo y sólo échate un vistazo a ti mismo. ¿Qué partes de tu cuerpo te gustan? ¿Qué partes no te gustan y qué es lo que quieres cambiar? Ten en cuenta las respuestas a esas preguntas. Si no quieres hacer todo esto y escribirlo entonces no lo hagas. Lo que sugiero es anotar todo esto porque tu cuerpo va a cambiar a través del tiempo así como tu peso, medidas corporales, gustos, defectos y las cosas que quieres cambiar. El consejo de anotar los números es porque mientras pasa el tiempo podrías olvidar tus números iniciales y no serás capaz de ver realmente los cambios y el éxito obtenido.

Ya que tienes los números principales que ilustran el estado actual de tu cuerpo también necesitas algunos datos relativos a tu rutina diaria. ¿Cuándo vas a comer / beber? ¿Con qué frecuencia estás comiendo / bebiendo y lo que estás comiendo / bebiendo? Con el fin de determinar tus hábitos alimenticios, es más fácil si puedes tomar algunos días o una semana (no una semana de vacaciones, una normal) y anotar el momento y lo que comiste / bebiste. Al final del libro (página 88) añadí un ejemplo de un diario de alimentación especialmente diseñado para este propósito. Además, he diseñado un diario de alimentos llamado *"Como adelgazar sin Dieta: Diario de alimentación"*, que también puedes encontrar en Amazon. En este diario de alimentos puedes anotar tus hábitos de comer / beber y todos los demás datos y cifras importantes por un lapso de 2 meses. Con la ayduda de este diario será muy fácil para ti:

1. Encontrar el "defecto" en tu nutrición.

2. Mejorar tu nutrición.

3. Acostumbrarte a tu nueva nutrición.

Y al final también te ayudará a responder a la última pregunta de esta sección. ¿Cuáles crees que sean las razones de tu exceso de peso?

PASO 2 – ANÁLISIS DE TUS DATOS

Cuando hayas hecho todas las cosas que se describen en el paso 1, habrás terminado con la preparación y es hora de ponerse a trabajar. Como la nutrición influye en el 70% de tu peso corporal, necesitas empezar por ella. En primer lugar necesitas saber tu gasto energético diario total (que estoy segura que recuerdas). Te dije en el capítulo que explica el GDET que es sólo un valor aproximado, pero te da una idea y un punto de partida. Puedes calcularlo tú mismo siguiendo las instrucciones que he dado en la tabla y en el ejemplo (página 51). Tan pronto como hayas calculado el nivel de mantenimiento, anótalo (puedes usar la evaluación añadido al final del libro, página 86). Luego, toma tu diario de alimentos o lista en la que anotaste lo que generalmente estás comiendo / bebiendo y comprueba tu consumo de energía en un día típico. Realmente trata de tomar un día que represente tus hábitos usuales de comer / beber. No en el que te hayas saltado el desayuno y la cena, ni en el que había muchos aperitivos y extras que normalmente no comes. Admito que es un poco de trabajo, pero encontré una página web que espero te ayude. Estoy segura de que no es la única, así que siéntete libre de usar el de la página web que encuentres. Si buscas en google "Contador de calorías"[22] puedes encontrar varias páginas donde meter tu alimento en un motor de búsqueda y obtendrás las calorías para el alimento respectivo. De esta manera, no debería ser demasiado difícil calcular tu consumo diario de energía. Una vez que estás haciendo esto por favor, también ten en cuenta la grasa, carbohidratos y proteínas de cada artículo. Usarás la información adicional en el paso 3.

Aquí te doy un ejemplo usando la página web:
Huevo - duro
Calorías: 77.5
Grasa total: 5.3g
Hidratos de carbono: 0.6g
Proteínas: 6.3g

Ahora que tienes tu consumo de energía diaria habitual y tu gasto energético total diario (por favor, asegúrate de que ambos estén ya sea en calorías o Juls) necesitas analizarlos.

---

[22] en google: Contador de calorías - Mis Recetas

Sólo hay 3 posibles resultados.

1. Tu consumo diario de energía es más alto que tu nivel de mantenimiento

2. Tu consumo diario de energía es el mismo que tu nivel de mantenimiento

3. Tu consumo diario de energía es inferior a tu nivel de mantenimiento

¿Recuerdas que te pregunté en el Paso 1 lo Cuál crees que sea la razón de tu exceso de peso? Aquí podría haber una posibilidad de comprobar si estabas en lo cierto acerca de ello o no. Estoy segura de que ya sabes lo que significan los 3 resultados diferentes, pero aún así te daré una breve explicación. Si no lo necesitas, sólo salta al paso 3.

Opción 1:

Significa que estás o comiendo / bebiendo demasiado y / o (lo que es más probable) que está comiendo / bebiendo los alimentos equivocados, con un nivel de energía muy alto (demasiadas calorías).

Opción 2:

Significa que estás comiendo y bebiendo en un rango de energía que necesitas, pero los alimentos equivocados para tu cuerpo.

Opción 3:

Significa que estás comiendo y bebiendo

demasiado poco y / o que está comiendo y
bebiendo los alimentos equivocados con muy
bajo nivel de energía.

PASO 3 – EL CAMBIO

Las tres opciones por supuesto presuponen que tu nutrición hasta ahora no te ha llevado a lograr tus metas. Por lo que no importa cuál de los 3 resultados es el tuyo, asumiendo que quieres perder grasa, tendrás que cambiar tu rutina diaria de comer / beber para alcanzar tus metas. Eso no significa que necesitas comer menos, quiere decir que tendrás que cambiar lo que comes y bebes. Si el cálculo cae dentro de la opción 3 tal vez incluso tengas que comer más, pero por supuesto las cosas correctas.

Beber

Como ya expliqué en el capítulo sobre el consume de agua, el cuerpo pierde aproximadamente 2.5l de agua al día. Dado que las necesidades de agua son muy individuales, debes aprender a escuchar a tu cuerpo y beber cuando tengas sed. Sin embargo, si necesitas algún tipo de guía y un número que alcanzar entonces es bastante seguro si bebes aproximadamente de 1.5 a 2 litros de agua al día. Si bebes el agua natural o con gas no importa, siempre y cuando se trata de agua pura sin ningún saborisante. Realmente debes regular la mayor parte de tu consumo de líquido a través del agua ya que tiene dos ventajas principales. En primer lugar, que no aporta calorías extras, lo que significa que no tienes que preocuparte y puedes comer más. En segundo lugar, que no contiene ningún edulcorante o azúcar artificial que podrían enviar señales equivocadas a tu cerebro que causa el hambre (ver capítulo sobre carbohidratos, página 19). No significa que debes beber sólo agua, que sería la solución más fácil, especialmente para el consumo principal de líquido. Con todos los otros líquidos trata de evitar el exceso de azúcar y edulcorante artificial. Puedes comprobar la cantidad de calorías de tus bebidas favoritas con la página web 'Contador de calorías – Mis Recetas'. De esta manera puedes incluir tus calorías en tu cálculo de energía.

Comer

Hay una regla básica muy sencilla que estoy segura que ya sabes.

Si quieres perder peso, necesitas conseguir poner tu consumo diario de energía por debajo de tu gasto energético diario total.

Esta regla no está mal, pero tiene un gran

problema porque la mayoría de la gente lo interpreta mal. La mayoría de la gente lo piensa sólo en términos de cantidad de alimentos y no en términos de la calidad de alimentos. Y ahí viene el problema porque la gente disminuye drásticamente la cantidad diaria de alimento y por lo tanto obliga a sus cuerpos a una dieta de choque, que es un "modo de hambre" real. Claro, vas a perder peso con esto, pero no va a estar saludable ni vas a ser capaz de mantener el nuevo peso corporal o mantener esa dieta por mucho tiempo. Perderás la mayoría de tus músculos, los quemadores de grasa número uno, y perderás agua. Tan pronto como comiences a comer normal otra vez toda la energía se almacena directamente en tus depósitos de grasa y es justo el efecto yo-yo / rebote.

Para evitar esto, te doy la adición más importante a esta regla:

Puedes reducir tu consumo diario de energía en un 15% - 20%, pero nunca reducirla más de un 25%.

Segunda adición a la regla:

En vez de una reducción de tu consumo de energía, cambia la proporción y calidad de sus componentes.

¿Qué significa esto?

Numéricamente significa que tu consumo de energía debe más o menos consistir en 55% carbohidratos, 25% proteína y 20% grasa. También puede ser 60% carbohidratos, 20% proteína y 30% grasa. Sólo hay dos sugerencias de la Sociedad Alemana de Nutrición (DGE) que debes considerar.

1. Tu ingesta de carbohidratos debe ser más del 50%.

2. Tu ingesta de grasas no debe superar el 30%.

Todo lo demás depende de ti, hasta la relación que se adapta mejor para tu cuerpo. Sin embargo, ten presente los hallazgos del Journal of Nutrition (véase el capítulo sobre las proteínas, página 11), donde el estudio mostró que la ingesta de proteínas debe ser entre 1 – 1.7g por kg de peso corporal con el fin de no perder músculo, sólo grasa.

Eso es todo lo que debes saber acerca de la relación de la ingesta de energía. La mejor manera de comprobar tu relación es darle una ojeada a tu diario de comida. Sí, ya sé que es un poco de trabajo pero ya anotaste todos los números necesarios en el paso 2, por lo tanto, debería ser posible. ¿El coeficiente está dentro de los porcentajes sugeridos?

Aparte del coeficiente, la calidad real de los componentes de los alimentos es importante. No te preocupes, no hay más cálculos aquí, sino más bien la memorización de los hechos principales de la parte teórica.

Con la calidad me refiero a que:

1. No todas las proteínas pueden ser utilizadas por el

cuerpo con la misma eficiencia.

2. No todos los hidratos de carbono son útiles para tu cuerpo.

3. No todas las grasas son saludables para tu cuerpo, especialmente para las arterias.

¿Qué debes tener en cuenta de acuerdo a esos tres puntos?

1. Recuerda que el valor biológico (BV) de una proteína te puede decir algo acerca de la eficiencia con la que tu cuerpo la pueda usar. No es necesario revisar el BV para cada proteína o aprenderlo de memoria. Sólo recuerda que cuanto más cercana sea la estructura de los alimentos a tu cuerpo, será utilizada más eficientemente. Lo que significa que por ejemplo, un huevo, la carne y la leche son productos de animales que son más similares a nosotros en su estructura que las plantas. Por lo tanto, toda la proteína procedente de animales es más similar a nuestra propia proteína y por lo tanto nuestro cuerpo puede utilizarla más eficientemente que la proteína derivada de plantas. Esto significa también que cuanto más eficiente sea la proteína, menor es la cantidad que tu cuerpo necesita para utilizarla. Pero esto no quiere decir que cualquiera de las fuentes de proteínas es bueno o malo. Incluye ambas fuentes de proteínas en tu alimentación, pero ten en cuenta la diferencia en la cantidad.

2. Recuerda que el cerebro en especial necesita la glucosa a partir de los carbohidratos con urgencia y por lo tanto no es opción recortarlos de tu dieta (véase el capítulo sobre carbohidratos, página 19). Pero la glucosa puede encontrarse en los polisacáridos, así como en los monosacáridos. Concéntrate en la cobertura de tu consumo de carbohidratos con los polisacáridos y no con los monosacáridos. Además, no sustituyas el azúcar con edulcorante artificial. Aparte de esto, controlar tu alimentación por el contenido de fibra será muy útil para tener una buena digestión y hacer que el metabolismo se acelere.

3. En general, las grasas insaturadas contienen menos energía que la cantidad equivalente en grasas saturadas. Eso no quiere decir que uno es mejor que otro, significa que tu cuerpo necesita menos grasas saturadas que insaturadas para obtener la misma cantidad de energía. Pero es más importante evitar las grasas trans artificiales en la comida diaria por cualquier medio necesario (ver capítulo sobre grasas, página 25). Haz un favor a tu salud y tómate algún tiempo para comprobar si tu alimentación diaria contiene cualquiera de estas grasas trans. Si encuentras palabras como "grasas trans", "aceites parcialmente hidrogenados" o "aceites endurecidos" en la lista de ingredientes, trata de sustituir este producto por uno que no los contenga. La magnitud del impacto de las grasas trans en nuestro cuerpo no está aún totalmente investigada y, sin embargo, algunos gobiernos han reaccionado y limitan su contenido en los alimentos. En mi opinión, es una buena señal de lo perjudicial que las grasas trans son ya que algunos gobiernos sintieron la necesidad de interferir con una de las industrias más importantes e influyentes que tenemos. Sin embargo, esta interferencia no es suficiente y aún depende de ti mantener un consumo de grasas trans lo más bajo posible. Una forma de hacer esto, además de comprobar la lista de ingredientes de alimentos procesados, es comprar el aceite vegetal más natural que puedas conseguir, por ejemplo el aceite de oliva prensado mecánicamente. Si es posible siempre ve por aceites extraídos mecánicamente en y evita los aceites refinados e hidrogenados. Cuanto más cerca esté el aceite vegetal al aceite natural, es mejor para tu cuerpo y salud. Además, el odiado colesterol que se encuentra en las grasas animales no parece tener ningún efecto sobre el nivel de colesterol de una persona sana ya que el cuerpo puede adaptarse a un alto consumo de colesterol a través de la disminución de su propia producción de colesterol. Sin embargo, el colesterol en los alimentos de origen animal siempre viene relacionado con las grasas saturadas que proporcionan (como se dijo antes) energía para tu cuerpo que, si no se utiliza, probablemente va a ser almacenado como grasa. Por lo tanto, mantiene una estrecha vigilancia a la cantidad de la ingesta de grasas saturadas a través de productos alimenticios de origen animal.

PASO 4 – IR DE COMPRAS

Con todo este conocimiento en mente, ahora puedes ir de compras al supermercado. Al principio, el tiempo que pases en el supermercado puede ser más largo de lo habitual si intentas buscar la opción más natural evitando alimentos procesados, comprobar las listas de ingredientes de algunos de los productos, y buscar las mejores opciones; pero te prometo que esto es sólo al principio. Pronto sabrás qué productos son los más saludables y son también de tu gusto. El sabor es un factor que no se debe subestimar, ya que no quieres cambiar tus hábitos alimenticios y de bebida sólo por una semana, pero espero que sea para siempre. Puesto que también no sólo quieres perder grasa durante una semana, ¿o sí? No obstante, da a tu cuerpo y a tu gusto un poco de tiempo para acostumbrarse a los nuevos productos y tomarlo como una aventura. Recuerda entre más naturales sean los productos que compras y comes es mejor para tu cuerpo.

Sugerencias para tu lista de compras:
- Agua mineral
- Jugo de naranja (100% jugo sin azúcar añadido)

- Huevos (de preferencia huevos de gallinas en pastoreo)
- Filete de pescado (fresco o congelado de atún al salmón, trucha, etc.)
- Gambas o camarones
- Aves de corral
- Carne de vaca
- Jamón cocido

- Leche
- Queso cottage
- Yogurt natural
- Requesón con bajo contenido de grasa
- Queso ricotta
- Queso de cabra
- Queso emmenthal

- Cereales como el amaranto, harina de avena
- Miel
- Frutos secos (no salados o tostados, naturales) como nueces, cacahuetes, almendras.

- Semillas como girasol, semillas de calabaza, semillas de lino
- Legumbres como lentejas, guisantes, habas, frijoles de soya

- Pasta de grano entero
- Pan de grano entero
- Arroz integral
- Patatas

- Mantequilla (cualquier mantequilla de vacas alimentadas en pastoreo)
- Aceite de oliva (prensado en frío)
- Aceite de girasol o de sésamo (con un punto de humo (smoke point)[23]- se puede utilizar para asar)
- Aceite de coco

- Frutas de temporada y las bayas
- Verduras de temporada (aguacate, espinaca, lechuga, pepinos, rábanos, tomates, zanahorias, brócoli ...)

---

[23] El punto de humo (smoke point) describe la temperatura a la cual un humo azulado es visible.

PASO 5 – IMPLEMENTACIÓN

Con todos los conocimientos, herramientas y consejos ahora eres capaz de crear tu propio plan de nutrición. No te preocupes por controlar tu gasto total diario y hacer todos los cálculos. Crear un plan que vaya de acuerdo sólo será necesario al comienzo. Con el tiempo desarrollarás una rutina y aprenderás a escuchar a tu cuerpo. Sabrá lo que tu cuerpo necesita para el desayuno, la comida, la cena y refrigerios.

Para ayudarte a llegar a ese punto, he aquí cuatro reglas esenciales:
1. Debes tener por lo menos 3 comidas principales regulares durante el día - si es posible añade 2 refrigerios saludables.
2. Tu desayuno puede contener la mayor cantidad de hidratos de carbono, mientras que la cena debe más bien rica en proteínas.

3. Tómate tu tiempo para comer y escuchar a tu cuerpo – deja de comer cuando estés lleno.

4. Come cuando tengas hambre y bebe cuando tengas sed.

Ejemplo:

Estas son algunas de mis opciones de alimentos. Por supuesto no como todo eso durante el día - es por eso que dije opciones. Es sólo para darte una idea.

Opciones de desayuno: (principalmente hidratos de carbono y proteínas)

➢ Omelet (dos huevos)

➢ Rebanada de pan integral con requesón o crema de cacahuate o ...

➢ Yogurt natural con avena y/o frutas

➢ Smoothie (yogurt, frutas y cereales)

➢ Jugo de naranja (100% sin azúcar adicional)

➢ Café expreso

1. Opciones de refrigerios:

➢ Nueces (la mitad de una mano llena)

➢ Frutas (manzana, plátano, melón ...)

Opciones de comida:

➢ Lasaña de verduras

➢ Pasta de grano entero con salsa de tomate

➢ Filete de salmón / filete con verduras o ensalada y arroz integral
➢ Ratatouille
➢ Guiso de lentejas
➢ Curry de pollo / pescado con arroz integral

2. Opciones de refrigerios
➢ Palitos de vegetales frescos con aderezo de hierbas / guacamole
➢ Ricotta bajo en grasa o requesón con tomate

Opciones para la cena: (principalmente proteínas tratando de evitar carbohidratos)
➢ Filete de carne / pescado con ensalada de verduras
➢ Quiche de verduras
➢ Ensalada verde con atún / pechuga de pollo
➢ Ensalada Caprese (tomate ensalada de mozzarella con sal, pimienta y aceite de oliva)
➢ Camarones con verduras
➢ Ensalada de atún

Esos son, por supuesto, sólo sugerencias y estoy segura de que podrás crear tu propio plan de nutrición considerando la información leída. Hay muchas páginas web que ofrecen recetas más saludables también indicando los carbohidratos, proteínas y grasas, así como la cantidad total de calorías. Estoy segura de que vas a encontrar tus páginas web y recetas favoritas.

EL EJERCICIO – EL 30% DE TU PÉRDIDA DE GRASA

Ahora que hemos cubierto el 70% de tu pérdida de grasa con éxito a través de la nutrición también me gustaría hacer frente al 30% restando - hacer ejercicio. Ya sabes que los músculos son el quemador de grasa número uno y entre más masa muscular tengas, es más fácil quemar grasa. Eso no quiere decir que necesitas construir una gran cantidad de músculo y parecer un físico culturista (a no ser que este sea tu objetivo). Más bien significa que la construcción de músculo aumentará su metabolismo y ayudará activamente a deshacerte del exceso de grasa.

¿Qué piensas de hacer ejercicio y además construir algunos músculos?

Te pregunto porque hay mil maneras diferentes para lograr este objetivo y no necesitas ir a un gimnasio a menos que quieras. Además, es esencial que realmente encuentres algo que te diviertas haciendo. De lo contrario, se convertirá en una batalla sin fin entre tú y el pequeño hombre en tu hombro que tratará de evitar que hagas ejercicio hasta que pudieras finalmente darte por vencido. Puedes hacer todo lo que te gusta: caminar, correr, senderismo, ciclismo, patinaje en línea, equitación, kayak, natación, surf, vela, esquí, yoga, body balance, jugar a tennis, a bádminton, basquetbol, voleibol o unirte a un equipo de fútbol. Estoy segura de que hay al menos una cosa que te gusta. Hacer ejercicio no significa que necesitas alzar pesos y no tiene por qué ser aburrido. ¡En realidad podría ser divertido! Personalmente, me gusta mucho estar al aire libre haciendo deportes sin sentir que estoy haciendo deporte. Siempre que tengo tiempo voy en bicicleta, patinaje en línea o simplemente camino por el parque. Sin embargo, con una semana de mucho trabajo aquellas actividades a menudo se limitan a los fines de semana. Por lo tanto, trato de hacer 20 minutos de yoga o mi pequeña sesión de ejercicios cada dos días. Ambos entrenamientos se involucran y fortalecen tantos músculos como sea posible y, aunque no siempre es divertido lo hago de todos modos.

¿Por qué?
1. porque se trata sólo de 10 - 20 minutos
2. me siento bien y llena de energía después
3. tengo el vientre plano que se ve en la portada

Para todos los que se lo preguntan, no es ninguna magia y sí te diré qué hacer. Mi entrenamiento contiene 10 ejercicios diferentes. Puedes hacer cada uno en 50 ó 110 segundos, dejando 10 segundos de tiempo de transición entre dos ejercicios. El objetivo es hacer tantas repeticiones como sea posible dentro del tiempo establecido y mantener el descanso entre los ejercicios lo más pequeño posible (máximo 10 segundos de transición).

10 – 20 minutes – mi power workout:

1. jumping jacks[24] - saltos
2. side step squats[25] - sentadillas de paso lateral
3. sumo walk[26] - caminata estilo sumo
4. lunges[27] - estocadas
5. burpees[28] - soldadito
6. push-up (lagartijas) super set: diamond push-ups; shoulder width push-ups; wide push-ups[29]
7. hand-forearm switches[30] - interruptores mano antebrazo

---

[24] si buscas las siguientes palabras en youtube, puedes encontrar los videos:
- Jumping Jacks (saltos con separación de las piernas)
[25] - Cómo hacer sentadillas paso a paso con progresión para principiantes [Paso a paso con PLENFORMA]
[26] - Sumo Walk Exercise | Quad Exercise | Dr. Steven Smith
[27] - Tonificar gluteos: Pulse Lunges
[28] - Cómo hacer un Burpee
[29] - Como hacer flexiones, ejercicios FLEXIONES, flexiones pectorales
- manos amplitud tórax
- Exercise Video 4 - Push Up Superset Burnout
[30] Exercise Video 3 - Hand-Forearm Switches

8. plank push-ups[31] - plancha
9. rotational push-ups[32] - rotacionales flexiones
10. reverse fly[33] - revers moscas

Puedes encontrar todos estos ejercicios con explicaciones de cómo hacerlos en youtube y he añadido algunos de mis enlaces favoritos de youtube como notas al pie de página. Por favor, pruébalos y asegúrate de que los estás haciendo correctamente.

Siempre debes hacer los saltos en primer lugar porque funcionan como calentamiento. Al principio yo te aconsejo elegir sólo 4 de estos ejercicios, además de los saltos (3 de # 1, 5 y 2 de # 6-10.) y hacerlas cada 50 segundos con un tiempo de transición de 10 segundos entre ejercicios. Por ejemplo haciendo 1, 2, 3, 6 y 7 dentro de 5 minutos. Si deseas hacer más después de esos 5 minutos, puedes añadir los otros 5 ejercicios que no hiciste (durante 50 segundos cada uno). De esta manera se terminas haciendo un entrenamiento de 10 minutos.

Al principio es esencial que hagas todos los ejercicios correctamente y sin hacerte daño. Por lo tanto, ¡Concéntrate en hacerlos correctamente! Serás capaz de hacerlos más rápido con el paso del tiempo. Una vez que hayas aprendido a hacer los 10 ejercicios

---

[31] - Como hacer abdominales: Plancha
[32] - Flexiones en T
[33] - Great Exercises for Your Back - Reverse Fly

correctamente y de forma rápida en 10 minutos, comienza a hacerlos dos veces para que, finalmente, termines haciendo 20 minutos de ejercicios. Una vez que hayas terminado con el entrenamiento ¡no te olvides de estirar tu cuerpo!

Estos ejercicios aumentarán tu metabolismo y harán trabajar a tus músculos. Trata de hacerlo cada dos días para permitir descansar a tu cuerpo por un día, pero por lo menos 3 veces a la semana y te darás cuenta de los cambios. Podría suceder que no seas capaz de hacer todos los ejercicios al principio o no sea en absoluto debido a problemas de salud. En este caso, se creativo y cambia los movimientos que puedes hacer, pero prestando atención a no hacer ningún movimiento erróneo de los vídeos de YouTube. Piense también en cómo puedes incluir otras actividades tales como caminar, andar en bicicleta o patinaje en línea en tu rutina diaria. Hacer deporte es una buena manera de olvidarse de los problemas cotidianos y despeja tu mente. Puede ser el tiempo diario para recargar las pilas y también quemar grasa. No siempre tienen por qué ser "deportes". También puede funcionar un cambio en tus actividades: si usas las escaleras en vez del ascensor, o si mantienes una posición en cuclillas durante los 3 minutos al cepillarte los dientes. Bailar por todo el departamento ¡también cuenta! Se creativo y sólo trata de mover tu cuerpo lo más que puedas.

EPÍLOGO

La pérdida de grasa y la ganancia de músculo no es ningún milagro, lleva tiempo, dedicación y paciencia. Como el filósofo romano Lucrecio Caro dijo

"... nil posse creari de nihilo"
- no puedes conseguir algo de la nada.

Por lo tanto, es necesario invertir antes de poder cosechar el éxito. Tú has comenzado invirtiendo tu tiempo leyendo este libro. Ahora toma el siguiente paso y aplica los conocimientos teóricos a la práctica. Verás que se hace más fácil paso a paso y después de un tiempo te darás cuenta y sentirás la diferencia. Disfruta de cada centímetro que disminuyes en tu cadera, cintura y la circunferencia del brazo. No te preocupe demasiado acerca de tu peso total, porque el músculo pesa más que la grasa. Por lo tanto, tu peso total no puede reflejar la grasa que ya se ha quemado. Verificar las circunferencias serán los mejores indicadores para la pérdida de grasa.

Recuerda que debes dar a tu cuerpo un poco de tiempo para adaptarse a la nueva alimentación y a los ejercicios y también permitirte un poco de tiempo para digerir todo lo que has leído.

Roma no fue construida en un día. Dicho eso, tú también necesitas tiempo para alcanzar tus metas, ¡pero estoy segura de que puede hacerlo!

¡MUCHAS GRACIAS!

Antes de que empieces, me gustaría agradecerte por haber comprado mi libro! Se que podías haber elegido entre miles de libros pero has escogido el mío. **¡Por esto, te agradezco sinceramente!**

Espero hayas disfrutado leyendo el libro y estaré muy agradecida si pudieras tomarte unos cuantos minutos para escribir algún comentario en Amazon. Tu opinión es importante para mi y me ayuda a mejorar mis libros actuales así como para escribir mejores libros en el futuro. Por esto, además de escribir algún comentario en Amazon, no dudes en contactarme vía mail **Anne.Bauer.Books@gmail.com** o vía mia página **www.4thebetteryou.wordpress.com** para cualquier pregunta, o sugerencia que pudieras tener.

EVALUACIÓN

Fecha:_____

Peso:_____

Grasa corporal: _____

Circunferencia:
Muslo: _____

Cadera:_____

Cintura:_____

Brazo:_____

Gasto Energético Diario Total:_____

Consumo diario de energía:_____

Cosas que si me gustan de mi cuerpo:

1._____

2._____

3._____

_____

Cosas que no me gustan de mi cuerpo:

1._____

2._____

3._____

_____

Cosas que quiero cambiar:

1._____

2._____

3._____

_____

¿Cuál es la razón de mi peso?

_____

_____

DIARIO DE ALIMENTACIÓN

LUNES   Fecha:_____

Desayuno: Hora:_____

comí:_____

_____

_____

bebí:_____

_____

Proteína:_____ Grasa:_____

Carbohidratos:_____

Refrigerio: Hora:_____

_____

_____

_____

Comida: Hora:_____

comí:_____

_____

_____

bebí:_____

_____

Proteína:_____ Grasa:_____
Carbohidratos:_____

Refrigerio: Hora:_____

_____

_____

_____

Cena: Hora:_____
comí:_____

_____

_____

bebí:_____

_____

Proteína:_____ Grasa:_____
Carbohidratos:_____

Consumo diario de energía:_____
Notas:_____

MARTES   Fecha:_____

Desayuno: Hora:_____

comí:_____

_____

_____

bebí:_____

_____

Proteína:_____ Grasa:_____

Carbohidratos:_____

Refrigerio: Hora:_____

_____

_____

_____

Comida: Hora:_____

comí:_____

_____

_____

bebí:_____

_____

Proteína:_____ Grasa:_____

Carbohidratos:_____

Refrigerio: Hora:_____

_____

_____

_____

Cena: Hora:_____

comí:_____

_____

_____

bebí:_____

_____

Proteína:_____ Grasa:_____

Carbohidratos:_____

Consumo diario de energía:_____

Notas:_____

_____

_____

MIÉRCOLES   Fecha:_____

Desayuno: Hora:_____

comí:_____

_____

_____

bebí:_____

_____

Proteína:_____ Grasa:_____

Carbohidratos:_____

Refrigerio: Hora:_____

_____

_____

_____

Comida: Hora:_____

comí:_____

_____

_____

bebí:_____

_____

Proteína:_____ Grasa:_____

Carbohidratos:_____

Refrigerio: Hora:_____

_____

_____

_____

Cena: Hora:_____

comí:_____

_____

_____

bebí:_____

_____

Proteína:_____ Grasa:_____

Carbohidratos:_____

Consumo diario de energía:_____

Notas:_____

_____

_____

JUEVES Fecha:_____

Desayuno: Hora:_____

comí:_____

_____

_____

bebí:_____

_____

Proteína:_____ Grasa:_____

Carbohidratos:_____

Refrigerio: Hora:_____

_____

_____

_____

Comida: Hora:_____

comí:_____

_____

_____

bebí:_____

_____

Proteína:_____ Grasa:_____

Carbohidratos:_____

Refrigerio: Hora:_____

_____

_____

_____

Cena: Hora:_____

comí:_____

_____

_____

bebí:_____

_____

Proteína:_____ Grasa:_____

Carbohidratos:_____

Consumo diario de energía:_____

Notas:_____

_____

_____

VIERNES   Fecha:_____

Desayuno: Hora:_____

comí:_____

_____

_____

bebí:_____

_____

Proteína:_____ Grasa:_____

Carbohidratos:_____

Refrigerio: Hora:_____

_____

_____

_____

Comida: Hora:_____

comí:_____

_____

_____

bebí:_____

_____

Proteína:_____ Grasa:_____

Carbohidratos:_____

Refrigerio: Hora:_____

_____

_____

_____

Cena: Hora:_____

comí:_____

_____

_____

bebí:_____

_____

Proteína:_____ Grasa:_____

Carbohidratos:_____

Consumo diario de energía:_____

Notas:_____

_____

_____

SÁBADO   Fecha:_____

Desayuno: Hora:_____

comí:_____

_____

_____

bebí:_____

_____

Proteína:_____ Grasa:_____

Carbohidratos:_____

Refrigerio: Hora:_____

_____

_____

_____

Comida: Hora:_____

comí:_____

_____

_____

bebí:_____

_____

Proteína:_____ Grasa:_____

Carbohidratos:_____

Refrigerio: Hora:_____

_____

_____

_____

Cena: Hora:_____

comí:_____

_____

_____

bebí:_____

_____

Proteína:_____ Grasa:_____

Carbohidratos:_____

<u>Consumo diario de energía:</u>_____

Notas:_____

_____

_____

DOMINGO   Fecha:_____

Desayuno: Hora:_____

comí:_____

_____

_____

bebí:_____

_____

Proteína:_____ Grasa:_____

Carbohidratos:_____

Refrigerio: Hora:_____

_____

_____

_____

Comida: Hora:_____

comí:_____

_____

_____

bebí:_____

_____

Proteína:_____ Grasa:_____

Carbohidratos:_____

Refrigerio: Hora:_____

_____

_____

_____

Cena: Hora:_____

comí:_____

_____

_____

bebí:_____

_____

Proteína:_____ Grasa:_____

Carbohidratos:_____

Consumo diario de energía:_____

Notas:_____

_____

_____

LUNES

Fecha:_____

Desayuno:

Hora:_____

comí:_____

_____

_____

bebí:_____

_____

Proteína:_____ Grasa:_____

Carbohidratos:_____

Refrigerio:

Hora:_____

_____

_____

_____

Comida:

Hora:_____

comí:_____

_____

_____

bebí:_____

_____

Proteína:_____ Grasa:_____

Carbohidratos:_____

Refrigerio: Hora:_____

_____

_____

_____

Cena: Hora:_____

comí:_____

_____

_____

bebí:_____

_____

Proteína:_____ Grasa:_____

Carbohidratos:_____

Consumo diario de energía:_____

Notas:_____

_____

_____

MARTES   Fecha:_____

Desayuno: Hora:_____

comí:_____

_____

_____

bebí:_____

_____

Proteína:_____ Grasa:_____

Carbohidratos:_____

Refrigerio: Hora:_____

_____

_____

_____

Comida: Hora:_____

comí:_____

_____

_____

bebí:_____

_____

Proteína:_____ Grasa:_____

Carbohidratos:_____

Refrigerio: Hora:_____

_____

_____

_____

Cena: Hora:_____

comí:_____

_____

_____

bebí:_____

_____

Proteína:_____ Grasa:_____

Carbohidratos:_____

Consumo diario de energía:_____

Notas:_____

_____

_____

MIÉRCOLES Fecha:_____

Desayuno: Hora:_____

comí:_____

_____

_____

bebí:_____

_____

Proteína:_____ Grasa:_____

Carbohidratos:_____

Refrigerio: Hora:_____

_____

_____

_____

Comida: Hora:_____

comí:_____

_____

_____

bebí:_____

_____

Proteína:_____ Grasa:_____

Carbohidratos:_____

Refrigerio: Hora:_____

_____

_____

_____

Cena: Hora:_____

comí:_____

_____

_____

bebí:_____

_____

Proteína:_____ Grasa:_____

Carbohidratos:_____

Consumo diario de energía:_____

Notas:_____

_____

_____

JUEVES Fecha:_____

Desayuno: Hora:_____

comí:_____

_____

_____

bebí:_____

_____

Proteína:_____ Grasa:_____

Carbohidratos:_____

Refrigerio: Hora:_____

_____

_____

_____

Comida: Hora:_____

comí:_____

_____

_____

bebí:_____

_____

Proteína:_____ Grasa:_____

Carbohidratos:_____

<u>Refrigerio:</u>   Hora:_____

_____

_____

_____

<u>Cena:</u>   Hora:_____

comí:_____

_____

_____

bebí:_____

_____

Proteína:_____ Grasa:_____

Carbohidratos:_____

<u>Consumo diario de energía:</u>_____

Notas:_____

_____

_____

VIERNES   Fecha:_____

Desayuno: Hora:_____

comí:_____

_____

_____

bebí:_____

_____

Proteína:_____ Grasa:_____

Carbohidratos:_____

Refrigerio: Hora:_____

_____

_____

_____

Comida: Hora:_____

comí:_____

_____

_____

bebí:_____

_____

Proteína:_____ Grasa:_____

Carbohidratos:_____

Refrigerio: Hora:_____

_____

_____

_____

Cena: Hora:_____

comí:_____

_____

_____

bebí:_____

_____

Proteína:_____ Grasa:_____

Carbohidratos:_____

Consumo diario de energía:_____

Notas:_____

_____

_____

SÁBADO   Fecha:_____

Desayuno: Hora:_____

comí:_____

_____

_____

bebí:_____

_____

Proteína:_____ Grasa:_____

Carbohidratos:_____

Refrigerio: Hora:_____

_____

_____

_____

Comida: Hora:_____

comí:_____

_____

_____

bebí:_____

_____

Proteína:_____ Grasa:_____

Carbohidratos:_____

Refrigerio: Hora:_____

_____

_____

_____

Cena: Hora:_____

comí:_____

_____

_____

bebí:_____

_____

Proteína:_____ Grasa:_____

Carbohidratos:_____

Consumo diario de energía:_____

Notas:_____

_____

_____

DOMINGO   Fecha:_____

<u>**Desayuno:**</u>   Hora:_____

comí:_____

_____

_____

bebí:_____

_____

Proteína:_____ Grasa:_____

Carbohidratos:_____

<u>**Refrigerio:**</u>   Hora:_____

_____

_____

_____

<u>**Comida:**</u>   Hora:_____

comí:_____

_____

_____

bebí:_____

_____

Proteína:_____ Grasa:_____

Carbohidratos:_____

Refrigerio: Hora:_____

_____

_____

_____

Cena: Hora:_____

comí:_____

_____

_____

bebí:_____

_____

Proteína:_____ Grasa:_____

Carbohidratos:_____

Consumo diario de energía:_____

Notas:_____

_____

_____

NOTAS

NOTAS

NOTAS

NOTAS